AF298852

DU MERCURE

CHOSE ESSENTIELLE

LE Dr CHARLES RAVEL

EXTRAIT DE L'ART MÉDICAL

PARIS

J. B. BAILLIÈRE ET FILS, LIBRAIRES-ÉDITEURS

DU MERCURE

DANS LA

CHORÉE ESSENTIELLE

PAR

Le Dr CHARLES RAVEL

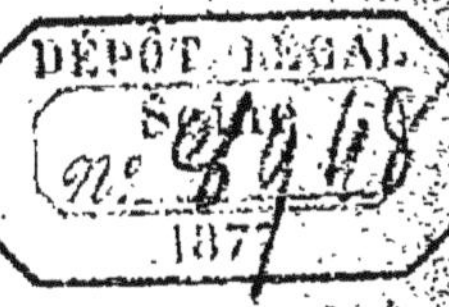

Extrait de l'**ART MÉDICAL**

AOUT 1877.

PARIS

J.-B. BAILLIÈRE ET FILS, LIBRAIRES-ÉDITEURS

19, RUE HAUTEFEUILLE. 19

—

1877

DU MERCURE

DANS LA

CHORÉE ESSENTIELLE

« Lorsque je considère les écrits dont je me suis servi pour faire ma [note], et que je les compare avec ce qui resteroit à examiner, je dois convenir qu'il y en a encore un grand nombre qui ont échappé à mes recherches. Mais j'ai pensé qu'il suffisoit pour mon but, de me borner à ce que je produis. » F. C. Medicus, *Maladies périodiques sans fièvre*, p. XV.

MERCURIUS produisant chez l'homme sain :

Mauvaise humeur, disposition à se fâcher et à s'emporter, grande susceptibilité de caractère, humeur querelleuse.

Disposition à s'effrayer facilement.

Distraction, inadvertance, conception difficile. — Inaptitude à toute méditation. — Faiblesse de la mémoire. — Instabilité des idées dont l'une chasse constamment l'autre.

Grande agitation dans les membres, avec douleurs dans les articulations.

Des faiblesses et des tremblements dans les membres.

Grande disposition des membres à s'engourdir.

Anémie (1).

Fièvre.

Maux de tête. — Vertiges.

Yeux cernés.

Dureté de l'ouïe. — Bourdonnements dans les oreilles.

Bouffissure du visage. — Déchirement dans les muscles (d'un côté) de la face.

Manque d'appétit.

Boulimie.

Douleur dans l'estomac.

Constipation.

Selles diarrhéiques.

Perte de la voix et de la parole (2).

Oppression.

Battements de cœur. — Accès d'évanouissement.

Douleurs vives dans les muscles de la poitrine.

Paralysie de plusieurs membres, insensibilité (3).

Mercurius, dis-je, me paraît indiqué dans le traitement de la chorée essentielle.

(1) J. Marchand (de Dijon), *Bibl. méd.* 1815, XLVII, 288; — A. Trousseau et H. Pidoux. *Thér.* 3ᵉ éd. 1847, I, 187; — Maslieurat, *Journ. d. conn. m. chir.*, avril 1841, XIII, 133; — Passot, Chloro-Anémie mercurielle rapidement guérie par le fer. *Bull. de Thér.*, 1852. XLIII, 184 et *J. d. c. m. ch.*, 1ᵉʳ novembre 1852, XXXV, 576. Lisez contradictoirement P. Garnier, *Dict. annuel* Vᵉ an., 1868, p. 259. — Xᵉ an., 1874, p. 343; XIᵉ an., 1875, p. 330 (Grassi, Rabuteau, Armangaud, Wilbouchewitch cités).

(2) *Obs. prat. de S. Hahnemann et classificat. de ses recherch. sur les Propriétés caractéristiques des medicaments*, par Lud. de Parseval. Paris, J. B. B. et f., 1857, 8, p. 160.

(3) G. H. G. Jahr, *N.-Man.*, 6ᵉ éd. 1855. I. 465; — J. A. Giacomini *Mat. méd.*, 428.

Je rapporterai d'abord les témoignages et les observations des auteurs qui démontrent que le mercure peut amener un état semblable à la chorée. Je citerai ensuite les médecins qui ont employé ou préconisé le mercure dans cette maladie. Mettant à profit les remarques, les aveux des médecins sur les dangers du mercure donné à haute dose, j'examinerai quelles doses de M. il convient d'adopter dans le traitement de la chorée.

1

Jean-Helfric Juncken, dans sa Chymie expérimentale [Francfort, 1681], dit que les ouvriers occupés à dorer l'argent et le cuivre « ont des tremblements des mains et du col, que leurs jambes sont mal assurées, et qu'enfin ils sont attaqués de tremblements universels et de la danse de Saint-Guy (4). »

Antoine-François de Fourcroy raconte qu'un doreur en or moulu fut atteint d'un « tremblement universel très-violent, qui attaqua d'abord ses mains, puis tout son corps : [le malade] fut obligé de rester dans un fauteuil, sans pouvoir faire un pas; son état était digne de pitié; agité de mouvements convulsifs perpétuels, il ne pouvait ni parler, ni porter ses mains à sa bouche sans se frapper lui-même; on était obligé de le faire manger et il n'avalait que par une déglutition,

(4) *Mal. des Artisans*, trad. du latin de Ramazzini, par de Fourcroy. Paris, Montard, 1777, 12, p. 28-29.

convulsive qui, cent fois, manqua de le suffoquer. » (5)

« Plusieurs médecins ont observé que la stramoine produit des délires singuliers et des convulsions. Ce fut ainsi que Sidren [en 1785] guérit une espèce de *mal de Saint-Guy causé par des vapeurs mercurielles*, comme une autre maladie semblable causée par une fraveur ; car cette herbe a la qualité d'exciter elle-même des mouvements involontaires dans les membres, comme on le trouve noté dans Kaaw-Boerhaave et Lobstein. » (6).

Guillaume-Godefroy de Ploucquet énumérant avec son abondance accoutumée les causes de la C. mentionne le M. et cite Antoine de Haen [1760], Sidren déjà nommé et J.-Alex. Ecker [1799]. (7)

« Une fille de 18 ans, qui portait une ceinture mercurielle pour se guérir [se préserver?] de la gale, fut attaquée de la danse de Saint-Vit, d'une manière si générale, que la parole en fut affectée, aussi bien que les extrémités. Il y avait évidemment une désunion des séries ordinaires des idées. Comme les autres enfants de la famille étaient encore atteints de la gale, on lui conseilla de coucher avec sa sœur. Elle contracta ainsi la gale, et la danse de Saint-Vit se passa graduellement. » (8).

Les ouvriers qui emploient le M. pour les divers besoins des arts, sont saisis de grandes faiblesses des nerfs qui présentent l'aspect de la C. — Joseph Bernt

(5) Ibidem, 43. Reprod. : *Mal. Siphilit.*, par F. Swediaur, 1798, II, 369.

(6) *Organon de l'Art de guérir*, par S. Hahnemann, trad. de l'Allem. par E. G. de Brunnow. Dresde, Arnold, 1832, 8, p. 53.

(7) *Liter. méd.*, 1808, I, 293.

(8) Erasme Darwin (1801) dans D. Roth, *Deuxième fragment d'un traité sur la C.* 60 obs., p. 222-23.

(9) cite Godefroy Thomasius (1695-1696), J.-G. Wege-
hausen (1732) et de Haën.

Le tremblement mercuriel « diffère des autres par
quelque chose de convulsif. Les contractions musculaires qui le constituent se font avec une promptitude
étonnante, mais non d'une seule fois. Par exemple, je
suppose qu'un homme pris de cette maladie veuille
plier son bras, il ne pourra le faire de la même con-
traction ; elle sera rompue par deux ou trois petites sac-
cades qui entraveront l'extension, et formeront l'espèce
de tremblement dont nous parlons. Le tout se fait avec
beaucoup de rapidité ; aussi, ces malheureux ne peuvent, quand le tremblement est intense, non-seulement
porter aucun liquide à leur bouche sans le renverser,
mais même d'aliment solide, à cause de la difficulté de
le diriger juste. La plupart se frappent et se meurtris-
sent le visage en voulant manger, ou porter leurs mains
à la figure ; de sorte qu'ils sont obligés de prendre les
aliments avec la bouche, à la manière des quadrupèdes
ou bien d'avoir quelqu'un qui leur rende le service de
les faire manger. Les bras tremblent plus que les jambes ; c'est presque toujours par eux que la maladie
commence, et ce sont toujours eux aussi qui restent
les derniers à guérir.

« La danse de Saint-Guy, qui approche du tremblement mercuriel, en diffère, outre la différence de la
cause productive : 1° par la manière dont les membres
sont agités ; 2° en ce que, dans le tremblement mercuriel, quand les malades ont les membres appuyés, ils
tremblent beaucoup moins, ce qui n'a pas lieu dans la

(9) *Monographia Choreæ Sti Viti*. Pragæ, J. G. Calve, 1810. 8, p. 60.

danse; 3° en ce qu'il me semble avoir remarqué constamment que les jambes tremblaient davantage, chez eux, que les bras, ce qui serait le contraire de ce qui arrive chez ceux qui emploient le mercure. » (10).

La C. est excitée par les vapeurs de mercure. Joseph Frank cite à ce propos Berut et accompagne sa citation d'un point d'exclamation (11). Mais déjà Joseph Frank avait noté que le tremblement avait été confondu avec la C. En faisant le tableau du tremblement mercuriel, le professeur de Vilna avait tracé plusieurs traits de la C. Les malades atteints de tremblement mercuriel « se plaignent d'abord de pesanteur de tête, d'obscurcissement de la vue, de bourdonnements d'oreille, d'anorexie, de faiblesse, de douleurs obtuses des membres. La maladie faisant des progrès, la perte des forces augmente, les membres sont affectés de douleurs violentes, surtout pendant la nuit, et d'un sentiment de pesanteur. Les mouvements, surtout l'ascension d'un escalier, sont difficiles, à cause de la faiblesse des cuisses. Quelques malades sont pris d'une diarrhée colliquative, perdent leur voix naturelle, balbutient, respirent difficilement, ont la fièvre. A ces symptômes se joint, mais non toujours, un tremblement des extrémités et surtout des mains, tellement constant que le malade ne peut rien approcher de sa bouche. Si l'art n'intervient, les muscles de la tête et du dos sont saisis de tremblement, d'où il résulte que le malade ne peut ni se tenir debout, ni s'asseoir, et ne jouit d'un court repos que pendant le temps du sommeil. » (12).

(10) François-Victor Mérat, *Traité de la colique métallique.* 2ᵉ éd. Paris, Méquignon-Marvis, 1812, 8, p. 288-90.

(11) *Prax. med. univers., præcepta.* 1821, IX, 258, note 86.

(12) Ibidem, p. 236-37.

« Il faut rapprocher de la C. le tremblement que présentent les ouvriers qui travaillent à des objets pour lesquels on emploie du M. » (13).

« Les doreurs qui, dans leur travail, sont exposés aux vapeurs mercurielles, dit Antoine de Haen, sont très-facilement atteints de C., ce qu'il prouve par plusieurs exemples (14).

« M. S. de B..., ancien garde de corps, forcé de s'expatrier au commencement de la Révolution, fut atteint de la gale à Londres, et se traita lui-même par des frictions mercurielles à très-hautes doses, qui lui procurèrent un ptyalisme abondant et la maladie connue sous le nom de danse de S.-Guy ou de C. Le ptyalisme disparut sous l'influence de quelques légers purgatifs et de quelques moyens propres à combattre l'excitation des organes salivaires; mais il n'en fut pas de même pour la dernière maladie. M. de B..., après avoir employé toute espèce de remèdes, surtout ceux dont les grandes propriétés disparaissent lorsqu'ils ne sont plus de mode, se crut condamné à supporter pour toujours son infirmité, qui était d'autant plus prononcée, que 'atmosphère était chargée d'électricité. Dans les temps d'orage, il ne pouvait rester assis; ses membres étaient presque toujours agités; le sommeil seul faisait cesser cette agitation; les muscles de la face exécutaient euxmêmes une foule de mouvements qui donnaient à la physionomie des expressions si singulières, qu'elles attiraient l'attention du public, et surtout des enfants dont elles provoquaient l'esprit railleur. Retiré à Evaux

(13) Etienne-Jean Georget, *Dict. de méd.* en 21 vol., août 1822. V. 194.
(14) Bernard-Jacques Kohn, *Chor. St. Viti.* Halæ, 1823, 8, p. 25.

[Creuse], et témoin de l'efficacité de ses eaux dans un grand nombre de maladies nerveuses, M. de B... résolut d'en essayer l'emploi. Il prit des bains dont la température était de 38° R., se fit administrer beaucoup de douches sur la tête à 35 et 38°, et crut éprouver la première année quelque amélioration. La deuxième année, les mêmes moyens produisirent un bien plus sensible, et la troisième, ils amenèrent une guérison complète qui depuis plus de trois ans ne s'est point démentie. (François Tripier, *Dissertation sur les eaux minérales d'Evaux. Thèse*, Montpellier, 1830.) » *Arch. g. de méd.*, t. XXVI, août 1831, p. 561-562.—Cette réussite d'eaux chaudes et sulfureuses dans un cas de C. mercurielle aurait pu conduire les praticiens à essayer les bains sulfureux dans la C. essentielle, ce que le docteur Auguste-César Baudelocque (*Bulletin de thér.*, 15 octobre 1833. V. 204) a fait avec succès dès le mois de novembre 1832.

Exposant l'action physiologique des mercuriaux, Armand Trousseau prononce nettement le nom de chorée mercurielle. Plus loin, il ajoute qu'avec l'opium à haute dose il a très-rapidement guéri à l'Hôtel-Dieu de Paris plusieurs chorées mercurielles fort graves (15). Le lecteur n'a point oublié ces lignes de Trousseau : « Dans les cas les plus rebelles, nous avons d'abord tenté, en désespoir de cause, de hautes doses d'opium, et nous sommes arrivés à des résultats si extraordinaires et si satisfaisants, que nous avons traité un grand nombre de chorées par cette méthode, et nous n'en avons vu

(15) *Thér.*, I, 208.

qu'une sur quatorze ne pas être rapidement guérie » (16).
Rappellerai-je que Thomas Sydenham (1686) préconisait
son laudanum liquide dans la C. (17)? Bosquillon, E.
M. Bouteille, Mérat, A. L. M. Lullier-Winslow
(en 1808) (18), Joseph Frank, Swainston, Bardsley
(1830), Bodin (1836), Pierre-Charles-Alexandre Louis
(19), R. Bright, Zappoli, Bouneau, G. Sée (p. 131),
Miergues fils et E. Moynier (p. 103) ont employé
l'opium ou bien ont signalé l'usage qu'en ont fait les
auteurs dans la C. essentielle. Ainsi le même médicament serait recommandé et dans le traitement de la
C. essentielle et dans celui des mouvements choréiformes dus au M.

« Chez les personnes qui travaillent le M., survien-
nent le tremblement, une espèce d'hébétude, la C. »
(20).

« On distinguera la C. mercurielle aux circonstances
antécédentes qui auront produit l'infection mercurielle,
aux douleurs des membres, à leurs mouvements qui
diffèrent de ceux de la C. essentielle. Ainsi, dans cette
dernière, ils sont *désharmoniques*. Les contractions des
deux membres congénères, ou de divers muscles con-
courant à une même action, ou même de divers fais-
ceaux musculaires dans un même muscle, ne sont pas
simultanées, mais se succèdent sans ordre ; dans le

(16) Ibidem, II, 31. Cfr. *Clin. méd. de l'Hôtel-Dieu de Paris*, 2e éd.,
1865, II, 194.
(17) *Méd. prat.*, trad. en français, par A. F. Jault. Avignon, Vve Sé-
guin, 1799. 8, I. 326. II, 608.
(18) *Bibl. méd.*, XXIII, 239.
(19) *Bull. de thér.*, 1836, XI, 200.
(20) C. P. Galtier, *Traité de Mat. méd. et des ind. thér. des méd.*, 1839,
II, 706.

même temps se font de la même manière les contractions des muscles antagonistes. Il en résulte que les
mouvements sont opposés, sans aucun ensemble, et se
contrarient tous les uns les autres : on perçoit sur
les parties charnues des membres une trémulation
fibrillaire, tandis que, se faisant serrer la main par les
doigts du malade, on les sent se fermer et s'ouvrir suc-
cessivement contre sa volonté. Dans la C. mercurielle,
les mouvements convulsifs sont *harmoniques*, se font
dans le même sens, quoique contrariant ceux de la volonté ; aussi ces agitations, moins bizarres, moins irrégulières que celles de la C., portent-elles le nom de
tremblement, et ne mettent-elles pas le malade dans
l'inaptitude à saisir un objet, comme le choréique proprement dit. » (21).

« On distinguera facilement la C. du tremblement
que déterminent les émanations mercurielles, car, dans
[la C.], ce sont des soubresauts, des secousses, des mouvements brusques, multiformes, tandis que, dans le
tremblement, les mouvements se rapprochent davantage de ceux qui sont volontaires. Ils s'exécutent avec
une sorte d'égalité, tantôt en haut, tantôt en bas, tantôt sur l'un et l'autre côté. La C., dit ailleurs Augustin
Grisolle, est la seule affection avec laquelle on pourrait
confondre le tremblement mercuriel. » (22).

Le M. peut « bien produire parfois des mouvements
oscillatoires, choréiformes, mais le plus généralement
il n'en résulte que des tremblements spéciaux qui diffèrent autant des contractions choréiques que l'intoxi-

(21) François-Victor Nicolas (d'Arbois, Jura), *Essai sur la Chorée.*
Th. p. le doct. s. le 30 août 1844. Paris, *Rignoux*, 4, p. 26-27.
(22) *Path. int.* 2ᵉ éd., 1846, II, 612, 613, 1, 822.

cation, dont ils sont l'effet, diffère de la C. proprement
dite. » (23).

« Un miroitier, occupé depuis vingt-cinq années à
étaler l'amalgame d'étain sur le verre, entra dans le
service de Claude-Marie Sandras « à l'hôpital Beaujon
avec un tremblement si considérable qu'on était obligé
de l'habiller et de le faire manger. La marche était in-
certaine et vacillante, souvent entrecoupée de chutes.
La tête était agitée d'oscillations continuelles ; les yeux,
fixes et grandement ouverts, donnaient à la figure un
air égaré ; vive céphalalgie ; douleurs le long des membres. Nuits sans sommeil ; hallucinations nocturnes et
même diurnes ; vue confuse. Fonctions intellectuelles
s'exerçant lentement, mais sans trouble très-prononcé.
Pouls petit, mou, annonçant l'anémie. Inappétence,
quelquefois vomissements et diarrhée. Alimentation
tonique, vin à doses modérées ; bains sulfureux et gé-
latineux administrés trois ou quatre fois par semaine ;
persulfure de fer en solution à la dose de deux cuille-
rées par jour. » (24). Le lecteur a remarqué que les bains
sulfureux et le fer entrent dans le traitement ordinaire
de la C. essentielle.

Il est admis aujourd'hui que la syphilis peut donner
naissance à des accidents choréiformes. M. le docteur
Jules Davasse (25) observe toutefois que la vérole ne
se localise que rarement sur les centres nerveux sous

(23) Germain Sée, *De la C. et des aff. nerv. en gén. Leurs rapp. avec les
diath. et spécial. avec le rhumat.* Paris, Labé, 1851, 8, p. 63-64. Cfr. les
p. 108, 109, 110.
(24) *Rev. de thér. m. ch.*, 15 avril 1854, II, 208-209.
(25) *La Syphilis, ses formes, son unité.* Paris, J.-B. Baillière et fils, 1865,
8, p. 192-194.

la forme d'une affection franche, isolée et avec l'indé-
pendance d'un état morbide essentiel comme la C. par
exemple. MM. Léon Rostan (26), Costilhes (27), Zam-
baco, E. Lancereaux (28), ont rencontré des cas de C.
syphilitique. Du mercure, de l'iodure de potassium
ayant été donnés dans quelques-uns des cas sinon dans
tous, il y aurait lieu à examiner si le mercure (28 bis),

(26) *J. d. c. m. ch.*, août 1849, XXXIII [lisez XXXI.] 69. Extr. F. Cazin,
Belladone, 1856, p. 22-23. Obs. recueillie par Bouchardat et Stuart-
Cooper.

(27) Obs. d'hémi-chorée syphilitique. *Bull. de thér.* 1855. XLVIII.
375-76. (La syphilitique avait été soumise à un traitement par le protoiodure de mercure; plus tard, elle dut prendre la liqueur de Van Swie-
ten le matin, et une solution d'iodure de potassium le soir. C'est après
cette série de médicaments qu'apparut l'hémichorée. Après la guérison
de cette dernière on continua l'administration de l'iodure de potassium.)

(28) *Traité historique et prat. de la Syphilis.* Paris, J.-B. Baillière et f.,
1866, 8, p. 471, 472, 736. Extr. Leven, *Th. pr. l'agr.*, p. 8, obs. 2. —
M. A. Cavasse (*Annuaire g. d. sc. m.* I an. 1854) mentionne le fait suivant : Chorée à forme hémiplégique liée à la syphilis; emploi de l'iodure
de potassium. Guérison.

(28 bis). Les lignes suivantes empruntées à Louis–Jean-François De-
lasiauve me paraissent trouver ici leur application. « *Épilepsie mercurielle.* — Les ravages du M. étant lents et gradués, il est, en général,
difficile de bien particulariser l'espèce épileptique due à cette substance,
et qui ne diffèrent point, par ses caractères et sa marche, du type com-
mun de la maladie. On ne s'est pas, du moins, préoccupé sérieusement
d'en rechercher les éléments diagnostiques, et ce n'est pas, comme les
quelques exemples relatés le prouvent, sur la forme même des attaques
qu'on s'est fondé pour en déterminer la nature.

« Quand à l'action du vif argent, isolée d'autres causes, se joint la
salivation ou le tremblement, on peut assez sûrement augurer l'exi-
stence d'une épilepsie mercurielle; mais la difficulté devient grande,
lorsque l'agent métallique, au lieu d'avoir pénétré l'économie par une
absorption lente, qu'explique la profession, a été opposé à la syphilis,
également susceptible de susciter elle-même les accidents du mal
caduc. Le traitement tombe ici sous la dépendance du hasard : aussi
n'est-ce qu'avec une extrême hésitation, et en tâtonnant, qu'on s'est
décidé, dans les cas cités, à combattre la mercurialisation ou à in-
sister sur la médication antisyphilitique. » *Traité de l'Épilepsie. Histoire,
traitement, médecine légale.* Paris, Victor Masson, 1854, 8, p. 273.

l'iodure de potassium (29), ne seraient pour rien dans la production de ces accidents choréiformes; quoi qu'il en soit, je vais reproduire un cas dans lequel la C. est nettement rapportée à l'action du M.

La *chorée mercurielle*, « observée très-rarement, s'est présentée à M. Venot, chirurgien en chef de l'hôpital des Vénériens à Bordeaux, dans des conditions encore plus rares. Une couturière de 17 ans, sans douleurs ni accidents nerveux, atteinte d'accidents secondaires, est soumise, le 26 septembre 1863, à l'usage d'une pilule de 5 centigrammes de protoiodure par jour, avec cautérisation au nitrate acide de mercure, et dès le 29, elle se plaint de douleurs, de tiraillements dans tous les muscles. Le lendemain, la parole est profondément modifiée, la voix faible, chevrotante, la déglutition gênée; visage hébété, sans nul trouble de la circulation. Des contractions spontanées, involontaires, irrégulières des membres inférieurs l'empêchent de marcher. Appuyée sur le bras, elle ne parvient que par sauts et glissades à l'endroit désigné, et si on veut la conduire là, elle vous entraîne ici, et réciproquement. Dans le repos, aucun phénomène pathologique n'apparaît. *La suppression du traitement mercuriel suffit à diminuer ces accidents*, et, après une purgation et un bain sulfureux (30), la voix est revenue normale dès le

(29) La pathogénésie de l'iode « est très-riche en symptômes analogues à ceux de la C., ce qui explique les succès obtenus dans l'école allopathique par l'iode et l'iodure de potassium. » Pierre Jousset, *Revue internationale de la doctrine homœopathique publiée sous la dir. du d. Jorez*, octobre 1860. V. 59. Notons que l'iode remédie à la fois et à la chorée grave et aux suites fâcheuses de l'abus du mercure.

(30) Voilà deux remèdes communs et à la C. mercurielle et à la C. essentielle.

3 octobre ; les désordres musculaires s'affaiblissent, puis disparaissent dès le 6 par le renouvellement du même moyen. Il ne reste que l'affection syphilitique que l'on traite par les bains sulfureux et les pilules de Vallet qui disparaît également par cette médication. » (31).

Paolo Brentano (de Milan) fait mention de la C. produite par le M. qui guérit aussi cette maladie (32).

Chez un tamiseur de débris de vieilles glaces, fourmillements d'abord et frémissement dans les mains ; tremblement plus considérable dans la station debout, après l'exercice ou sous l'influence d'une émotion ; bredouillement ; forces très-déprimées.... A. Fournier.

« Un homme de 37 ans, employé à l'étamage des glaces, était resté plusieurs années sans éprouver aucun accident, sauf de la stomatite avec haleine fétide. Brusquement il commença à trembler, et sous l'influence d'émotions morales successives ce tremblement devint intense et se généralisa. Secousses répétées et involontaires, surtout dans les membres supérieurs, grimacement de la face et bredouillement ; décoloration des tissus, langueur générale, habitude sénile anticipée ; perte absolue des facultés génésiques, stomatite intense. » (Gueneau de Mussy) (33).

Le Dr Leven dit « avec Hasse que la C. se reconnaît d'elle-même, et si souvent on l'a confondue avec d'au-

(31) *Annuaire de méd. et de chir. prat. pour* 1865, par P. Garnier et A. Wahu, XXe an. Paris, Germer Baillière, 1865, p. 79-80 et *Dict. annuel* par P. Garnier, Ire an., 1864, p. 93-94. An.; Émile Duval, *Chorée.* Paris, Savy, 1866, 8, p. 15.

(32) *L'Art méd.*, mai 1865. XXI, 392 (An. par le Dr Charles Ozanam).

(33) *Table an. du J. de m. et de c. prat.* 2e sér. 1850 à 1869, par Just et Paul-Lucas Championnière. Paris, 1872. 8, p. 275.

tres espèces morbides, c'est qu'on n'était pas suffisam-
ment fixé sur les vrais caractères du mouvement choréique, sa continuité, son interruption pendant le sommeil, sa mobilité, sa généralisation à tout le système
musculaire de la vie de relation ; un dernier caractère,
c'est que les mouvements choréiques ne s'accompagnent
ni de tremblement ni de paralysie.

« Le tremblement est caractérisé par une succession
de petites secousses convulsives brèves, presque toujours rhythmiques, et en même temps par la faiblesse
des contractions volontaires des muscles. Au tremblement mercuriel, Trousseau a donné le nom de chorée
mercurielle. Pour bien montrer la différence entre le
mouvement choréique et le tremblement, » M. Leven
cite longuement une leçon de M. Charcot (34).

« Dans quelques cas rares, l'intoxication mercurielle
peut être une cause déterminante de la C. (35). M. Si-
gismond Jaccoud ajoute, à deux reprises différentes,
qu'Aynard a consigné dans le *Journal de médecine de
Bordeaux* (1863) un cas de C. mercurielle.

II.

L'auteur d'une thèse soutenue aux Écoles de Paris en
1763 et intitulée : *An choreæ Sancti Viti evacuantia narcoti-
cis et cardiacis interpolata?* « rejette la méthode de

(34) *Path. gén. et classif. des Chorées*, Paris, Adrien Delahaye, 1869. 8.
p. 48-49.
(35) *Path. int.*, 1877 [lisez 1876], I. 535; II, 987, 994.
Ravel.

Chaine [Cheyne (36)], qui consiste à faire vomir avec le tartre stibié, mêlé à l'ipécacuanha ; Chaine [Cheyne] donne ensuite l'æthiops minéral [sulfure noir de M.] avec les eaux de Bath ; il finit son traitement par l'usage d'un électuaire composé d'écorce d'orange, de gland pulvérisé et de safran de Mars. » (37).

Une fille était en proie à des paroxysmes commençant par un éclat de rire, suivi de jactitations étonnantes et de mouvements des mains et des pieds. Entre autres remèdes, J. Francus (1724) lui prescrivit le cinnabaris antimonii. Ce composé, disent F. V. Mérat et Adrien-Jacques de Lens, confondu par quelques pharmacologues avec le sulfure d'antimoine, ne diffère du cinnabre ordinaire ou sulfure rouge de mercure que par son mode de préparation.

« J'ai, dit Edouard-François-Marie Bosquillon, prescrit dans [la C.] la panacée mercurielle (38), avec succès à un enfant que l'on soupçonnoit attaqué de vers ; mais qui guérit sans en rendre, ce qui donne lieu de croire que cette préparation a agi comme tonique. » (39).

Etienne - Michel Bouteille, médecin à Manosque (Basses-Alpes), dans son *Traité de la C.*, qu'il a écrit à l'âge de 80 ans, « fait connaître les résultats de l'usage que l'on a fait des mercuriaux dans la

---

(36) Georges Cheyne, né en 1671, mort en 1748, disent Éloy, Carrère et la *Biographie médicale*, mort le 12 avril 1743 dans la soixante et douzième année de son âge, disent Dezeimeris et A.-C.-P. Callisen.

(37) *Traité des princ. obj. de méd.*, par Marin-Jacques Clair Robert. Paris, Lacombe, 1766. 12, II. 295.

(38) « Proto-chlorure de M. plusieurs fois sublimé, ou, suivant d'autres, précipité. » Mérat et de Lens, *Dict.*, V. 177.

(39) *Elém. de méd. pr.* de Cullen, trad. de l'anglais par Bosquillon, 1787, II, 637.

Danse de Saint-Guy. Dower prescrit, pour [la C.], le M. doux et le cinnabre antimonial, chacun à la dose de huit grains, pendant plusieurs jours. [Etienne] Tourtelle [1756-1801] assure que l'on a vu la Danse de Saint-Guy céder à des préparations mercurielles, dans des constitutions pituiteuses et vermineuses, mais il ne cite aucun exemple à l'appui de cette assertion. — Les cures opérées par le traitement de Dower où le M. a été employé concurremment avec plusieurs autres remèdes et seulement pendant cinq jours, ne peuvent être regardées comme l'ouvrage des mercuriaux; l'assertion vague de Tourtelle, et une observation unique, quoique faite par un médecin dont le nom fait autorité [Bosquillon], ne paraissent pas des titres suffisants pour adjuger aux préparations mercurielles la propriété antichoréique; les succès qu'on en a obtenus autorisent seulement à faire de nouvelles tentatives, et ce sera d'après leur résultat heureux qu'on pourra continuer à trouver quelques circonstances particulières qui réclament ou permettent son application (40).

L'æthiops minéral [sulfure noir de M.] est nommé parmi les anthelminthiques que demande quelquefois la C. Bernt, p. 88.

« Le M. et surtout l'oxyde de zinc sublimé, ont été fortement recommandés; mais tandis que nombre de médecins parlent des succès de cette méthode, nombre d'autres citent les accidents auxquels elle a donné lieu. » (41).

« En 1803, on amena à [Frédéric-Guillaume] Dorf-

(40) *Traité de la Chorée, ou Danse de Saint-Guy.* Paris, Vinçard, 1810, 8 p., 49-52.
(41) R. Geoffroy, *Dictionnaire des sc. méd.,* 1843. V. 157.

muller [médecin à Furstenau, dans la province d'Os-
nabruck] un garçon de 9 ans, chez lequel des accès
de Danse de Saint-Guy alternèrent irrégulièrement
avec des accès épileptiques ; Dorfmuller crut apercevoir
des symptômes d'une affection vermineuse, et commença le traitement par un vomitif, lequel fit rendre
une quantité surprenante de scarabées noirs, depuis le
volume d'une lentille jusqu'à celui d'un haricot. Des
poudres de sabadille, de résine de jalap et de mercure
doux évacuèrent un grand nombre encore de ces
mêmes insectes, en même temps que beaucoup d'ascarides. Des toniques terminèrent le traitement qui eut
un succès complet. La présence des insectes dans les
premières voies avait été déterminée par une eau sta-
gnante et bourbeuse, dont l'enfant avait fait usage pour
boisson. » (42).

Le lecteur me permettra d'ouvrir une parenthèse et
de dire que Joseph Lanzoni (1663-1730) a vu l'huile de
scarabées « appliquée en épicarpe, guérir des convulsions fébriles. » (Mérat et de Lens, *Dict.*, V. 245.) Jéré-
mie David Reuss (Rép. XII, 298) me fournit le titre
de l'observation due au médecin italien. De convulsione
febri (per inunctionem pulsuum cum oleo scarabeorum),
excitata et curata. *Miscell. Acad. Nat. Curios.* Dec. 3,
A. I. 1694; p. 54. Les scarabées pourraient-ils produire et guérir la chorée, l'épilepsie? C'est un point à
étudier.

Une dame enceinte ayant pris par méprise deux
onces de nitre fut atteinte d'une C qui dura deux mois

(42) *Bibl. méd.*, 1818. LXII, 389 (An. par Marc); cfr. J. Frank, *Path.*,
III, 326, note 83.

(J. Butler, *Bibl. méd.* 1818, LXI. 84-85). Sans parler des cloportes qui contiennent du nitrate de potasse et qui au rapport de Bouteille, ont été employés par Cullen, Madier et Alliet, je dirai que Pierre-Eloi Fouquier ([Rinna von Sarenbach et] Szerlecki, *Dict. abr.* II, 318) employait le nitrate de potasse dans la C. — Joseph Frank prescrivit le nitre dans la C. inflammatoire (*Path.* III. 330, note 42).

A une jeune choréique « j'administrai la valériane, l'asa fœtida, le calomel ; un vésicatoire fut appliqué au bras du côté malade. J'obtins du calme, et même une intermission de plusieurs mois ; mais à la moindre contrariété le mal reparaissait. » N. C. J. Godelle, médecin de l'Hôtel-Dieu de Soissons, *Bibl. méd.* 1821, LXXI, 84.

James Copland (1821) a infructueusement fait prendre des préparations mercurielles (combinées avec des diurétiques). (43).

Dans la C. gastrique et vermineuse, Joseph Frank employait presque toujours le calomel et l'huile de ricin. Dans la C. nerveuse, ce médecin faisait surtout usage du musc uni au calomel. La C. fut immédiatement disipée chez la fille du professeur de Vilna W., au moyen de ces [deux derniers] médicaments (février 1819). » (43 bis).

Le calomel additionné de poudre de racine de jalap est le meilleur purgatif que l'on puisse donner, dit B. J. Kohn (p. 43).

Le M. a été conseillé et employé dans la Cho-

---

(43) A. Roche analysant cette obs. dans la *Bibl. méd.* (1821, LXXII, 407-10) se demande si Copland n'a pas pris des attaques convulsives avec mouvements désordonnés des membres pour une C.

(43 bis) *Path.* III, 331, 332.

rée. Léopold Deslandes, *N. Bibl. méd.* 1825, VIII
(LXXXVI), 80.

James Hamilton rapporte sept observations de C.
dans lesquelles fut employé le calomel joint à d'autres
purgatifs. (44).

A Francis Hawkins (1827) est due la relation d'un
cas qui, malgré le calomel et d'autres médicaments, se
termina par la mort.

« Le M., qu'on a conseillé dans la C., convient spécia-
lement lorsque la maladie peut être attribuée à la dis-
parition de quelque éruption cutanée chronique. » (45).

Brown (1829) a décrit un cas qui fut mortel malgré
le calomélas et plusieurs autres médicaments.

Gilbert Breschet (1832) a publié un mémoire sur
l'emploi de l'émétique à haute dose associé aux purgatifs drastiques (aloès ou gomme gutte, scammonée et
calomel). (46).

Guillaume-Frédéric-Christophe-Ferdinand Lehmann
a eu recours au zincum sulphuricum, au calomel, à
l'ipécacuanha et au jalap (47).

Hutchinson, dans un cas de C., commença par faire
prendre toutes les trois heures six grains de calomel et
autant d'extrait de coloquinte, puis, toutes les quatre
heures, six gros de carbonate de fer ; ensuite, toutes les

(44) *Obs. sur les av. et l'empl. des Purg. dans plus. mal.*, par J.-H., tra-
duit de l'anglais sur la sept. éd., par A. Lafisse. Paris, C. L. F. Pane-
kouke, 1825, 8, p. 177-204 : c. les pag. 98-114.

(45) *Traité de méd. prat.* de J. P. Frank ; continué par le traducteur
Joseph-Marie-Clément Goudareau. T. VIe et dernier. Montpellier, Se-
valle, 1828, 8, p. 313. G. né à Sainte-Cécile (Vaucluse) y est mort, le
29 septembre 1841, âgé de 49 ans. (Barjavel, *Dict.*, II, 33.)

(46) [Rinna von Sarenbach et] L. A. Szerlecki, *Dict. abr.* I, 152, note 2.

(47) Louis Pfeiffer. *Un. Rep.*, 1833, I, 108.

cinq heures une once de ce dernier médicament, et enfin, de la morphine à la dose d'un huitième de grain avec de l'essence de térébenthine. Du 2 juillet au 12 août [1833], le malade reçut onze livres et sept onces de fer. » (48).

Albers, au rapport de Grégoire-Théophile Constant (49), a consigné dans le journal de Hufeland l'observation d'un enfant de neuf ans, qui, après avoir pris quelques doses de calomélas combiné avec le jalap et le semen contra, rendit trois cents vers lombrics.

Christophe-Guillaume Hufeland nomme le M. parmi les remèdes de la C. (50).

Stiebel (1837) conseille le calomel à dose purgative, (51).

Harvey Lindsly (de Washington) eut inutilement recours au calomel et à d'autres médicaments (52).

Richard Bright (1839) employa heureusement le calomel, l'opium et l'antimoine.

Yonge (1840), quoiqu'il eût prescrit le calomel et diverses substances très-actives, vit une C. se terminer par la mort.

Malgré de petites doses de M., Laird perdit sa malade.

Maurice Romberg (1843) éprouva le même mécompte que les docteurs Yonge et Laird.

(48) Théophile-Louis Rau, *N. organ. de la méd. spécifique*, trad. de l'allem. par D.R. Paris, 1845, 8, p. 187.

(49) *Bull. de thér.*, 15 juin 1835, VIII, 333-34. — Constant, né à Mormoiron (Vaucluse) en 1803, mort en 1837. XII, 360. — Callisen, Barjavel.

(50) *Méd. prat.*, trad. par Ernest Didier, I, 320, 317.

(51) [R. v. Sarenbach et] Szerlecki, *Dict. abr.*, II, 320.

(52) Efficacité de l'actæa ramosa dans le trait. de la C. *J. d. conn. m. ch.*, mars 1839, IX, 128.

F. V. Nicolas nomme le calomel et cite Hamilton, Blache, Guersant et Chapman p. 30, 36.

Hughes (1846) ne fut pas plus heureux que Romberg, Yonge et Laird (53).

« Un jeune paysan se trouva tout à coup pris d'une C. générale intense... Comme le malade avait mangé une grande quantité de noix avant le développement de la C., et comme cette dernière s'était, d'ailleurs, développée sans cause appréciable, Antonio Zappoli débuta par l'emploi des purgatifs : il fit d'abord prendre à son malade du jalap et du calomel : il associa plus tard à ce dernier de la santonine, ce qui provoqua des évacuations alvines abondantes, et plusieurs fois aussi la sortie de vers ascarides lombricoïdes, mais la C. ne s'en trouva nullement modifiée. Après avoir néanmoins employé la médication anthelminthique jusqu'à ce qu'il n'y eût plus de vers dans les selles, Zappoli eut recours à divers agents modificateurs du système nerveux : la morphine, l'opium et la racine de valériane ne procurèrent aucun résultat. L'auteur s'adressa alors au camphre... Le malade se trouva complètement guéri après dix-huit jours de ce traitement, la C. ayant duré en tout soixante jours. Il avait pris 500 grains ou 25 à 30 gr. de camphre. » (54).

« Jeune fille âgée de 10 ans atteinte de C. depuis quelques jours sans cause connue. M. Thys prescrivit

---

(53) C'est d'après le Dr D. Roth (*Deuxième fragm. d'un Traité sur la C.*) que j'ai cité Francus, Copland, Hawkins, Brown, Bright, Yonge, Laird, Romberg et Hughes.

(54) *J. d. Conn. m. ch.*, mars 1848, XXXVIII, 122.

quatre grains de calomel en quatre prises, une toutes les deux heures. Ce moyen n'eut aucun résultat. » (55).

« La théorie, dit M. Germain Sée (p. 126-128), avait amené (James) Hamilton à ne voir dans la C. qu'un résultat de la constipation et du mauvais état du tube digestif. L'empirisme lui démontra que, parmi les évacuants destinés à combattre ces lésions dites *primordiales*, il fallait d'abord choisir les purgatifs doux donnés à des distances et à des doses convenables (calomel, huile de ricin, sulfate de soude et de magnésie), s'adresser ensuite aux purgatifs plus énergiques tels que l'aloès et la coloquinte, en insistant sur l'emploi de ces remèdes sans interrompre, sans même craindre les récriminations des parents, et persévérant pendant dix, quinze jours et plus, jusqu'à ce qu'on ait obtenu une entière guérison. Ces préceptes ont été suivis en tous points par (Nathaniel) Chapman, vérifiés ensuite en partie par Bright et Conolly, contrôlés enfin et modifiés par J. Frank, qui, tout en se louant de l'emploi du calomel et de l'huile de ricin, interdit avec raison l'usage des laxatifs trop prolongé, qu'il a vus amener des accidents graves, et blâme fortement l'emploi des drastiques…. [James Lomaz] Bardsley, qui expérimenta comparativement presque toutes les méthodes curatives, finit par conclure à l'insuffisance des purgatifs en tant que médication exclusive… Les mêmes remarques s'appliquent aux remèdes anthelminthiques, tant préconisés par [Jérôme David] Gaubius, [Maximilien] Stoll et P. Frank. La plupart, comme le calomel, rentrent dans la catégorie des purgatifs ».

(55) *Tabl. an. du J. de m. et de chir. prat.*, par Lucas-Championnière. Paris, Crapelet, 1850, 8, p. 139.

A une petite fille atteinte de C. due à la présence de vers, le D' A. Miergues fils ordonna le musc, le camphre, l'opium, la strychnine, le calomel, le semen-contra, le tilleul, et l'application d'un vésicatoire (56).

« Hamilton prescrit d'abord les purgatifs doux, tels que le calomélas, et puis ensuite le jalap, la coloquinte, l'aloès. Selon lui, la guérison arrive, par ce traitement, au bout de quinze jours. MM. (J.-B.) Guersant (père) et (Jean-Gast.-Marie) Blache ont quelquefois, par cette méthode, obtenu des guérisons. M. (Gabriel) Andral (57) a vu un seul purgatif guérir un choréique dont la maladie avait résisté aux saignées répétées ; ajoutons que les symptômes dataient de trois mois. » (58).

« La C. vermineuse sera traitée par le calomel, l'huile de ricin et les anthelminthiques. » (59).

« Si la C. paraissait tenir à une cause syphilitique, l'iodure de mercure, puis l'iodure de potassium, répondraient aux indications. » (60).

M. Alexis Espanet range la C. dans le nombre des maladies qui sont traitées victorieusement par le M. (61).

Le M. guérit la Chorée. P. Brentano.

« Après l'emploi infructueux des nombreux médica-

<hr>

(56) *Revue thérap. du Midi par Louis Saurel*, 15 juillet 1853. V. 10. An. *Rev. de thér. méd. chir.* 1ᵉʳ oct. 1853, I, 549.

(57) F. Frédault, *L'Art méd.*, mai 1876, XLII, 321-340 ; — Paul-Émile Chauffard, *Andral. La Médecine française de 1820 à 1830.* Paris, J.-B. Baillière et fils, 1877, 8, 76 p.

(58) Eugène Moynier, *De la C. Th.* p. le doct. Paris, Rignoux, 1855, 4, p. 95.

(59) Antoine-Jessé-Laurent Bayle, *Elém. de Path. m.*, 1857, II, 257.

(60) L. Bourguignon, *Annuaire de Th.* p. 1859, par A. Bouchardat, XIXᵉ an., 286.

(61) *Mat. méd. et Thér.*, Par. 1861, 8, p. 504.

ments usités sur un très-grand nombre de choréiques
en traitement à l'hôpital de Brescia, le Dr Rodolfi dit
que le muriate de chaux, précédé d'un purgatif avec
huile de ricin, calomel et santonine, lui a donné les
meilleurs résultats quand il n'y a pas hyperémie cérébrale. Il le donne à la dose de sept à quinze grains dans
les vingt-quatre heures pour commencer, et une amélioration s'observe dès le lendemain. La guérison s'ob-
tient en huit ou quinze jours. L'addition de 7 centigrammes par jour d'extrait de belladone augmente
l'efficacité de ce remède.

Ce n'est là qu'une indication vague sans observations
ni détails concluants ajoute M. P. Garnier (62), et
pourtant le sujet en valait la peine. C'est ainsi que la
thérapeutique se trouve encombrée de remèdes dont
l'action est souvent contraire et incompréhensible, et
que le praticien est sans données positives pour les
employer utilement dans les différents cas qui se présentent à son observation. »

III

J'ai rappelé les faits qui militent pour et contre l'emploi du mercure dans la chorée. Que le tremblement
mercuriel ne soit pas la chorée, je l'accorde : qu'il res-
semble à la chorée, je crois qu'il m'est permis de le dire:
Que le mercure produise la chorée, rarement si l'on
veut, on ne le contestera point. Donc, en me confor-

(62) *Dict. ann.* VIe an., 1869, p. 118.

mant à la formule de similitude, le mercure me paraît devoir trouver sa place dans le traitement de la chorée essentielle. Est-il besoin de dire qu'en présence des dangers que présente le mercure administré à forte dose, il y aura lieu à employer les doses infinitésimales quand l'indication de recourir à ce métal se présentera dans la chorée. Le mercure pourra également être prescrit lorsque les convulsions dénoteront le développement de la méningite qui termine quelquefois la chorée essentielle.

ADDITIONS

Page 11, ligne 10, « L'opium a guéri homœopathiquement, à petites doses, des cas de C., lorsque [celle-ci présentait] les autres symptômes de l'opium, c'est-à-dire la somnolence, les signes de congestion cérébrale, l'augmentation de la chaleur et de la circulation, la dyspnée. » Jousset, *l'Art méd.*, XLV, 106.

Page 26, ligne 21. A une petite fille atteinte de chorée, Gross (de Regensburg) administra mercurius solubilis, 6e d. « Le 9e jour, l'enfant rendit trois lombrics et une quantité notable de mucosités tenaces d'un blanc jaunâtre. Je m'abstins alors de tout remède, mais il ne sortit plus ni vers ni mucus et la chorée persista. » L'Art *médical*, nov. 1862, t. XVI, pp. 350-51.

Page 26, ligne 28. — Louis Figuier, *Table des 20 premiers volumes (1857-1877) de l'Année scientifique et industrielle*. Paris, Hachette, 1877, 18. p. 104.

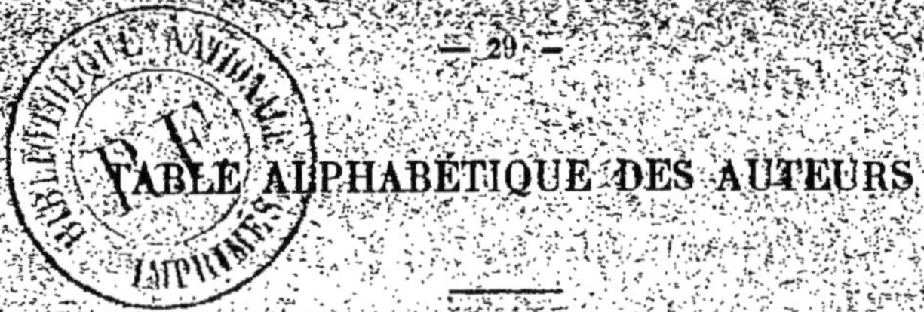

TABLE ALPHABÉTIQUE DES AUTEURS

FIN

OPUSCULES DU Dr Charles RAVEL

1. Recherches historique sur la stégnose (sclérème des adultes). Paris, H. Vrayet de Surcy, 1848, in-8°, 15 p.
2. Exposition des principes thérapeutiques de Galien. Thèse pour le doctorat en médecine, présentée et soutenue le 21 mars 1849. Paris, Rignoux, 1849, in-4°, 96 p.
3. Nouvelle preuve authentique de l'ancienneté de l'Ecole de médecine de Montpellier. Montpellier, J. A. Dumas, 1855, in-8°, 15 p.
4. Observations et matériaux pour servir à l'histoire de l'arthrite blennorrhagique. Paris, Morris, 1858, in-8°, 35 p.
5. Le phosphore à dose infinitésimale ne serait-il point quelquefois indiqué dans la forme grave de l'ictère essentiel? — Recherches historiques et cliniques; examen de la part que les médecins français ont prise à l'établissement de cette maladie. Paris, J.-B. Baillière et fils, 1861, in-8°, 64 p.
6. Table générale alphabétique et analytique des matières contenues dans les dix premiers tomes de l'*Art médical*, journal de médecine générale et de médecine pratique, suivie de la Table générale des auteurs qui ont fourni directement des travaux pour la rédaction de ce recueil, et de la Table générale des auteurs dont les œuvres ont été citées ou analysées dans ces dix tomes (1855-1859). Paris, J.-B. Baillière et fils, 1862, in-8°, 68 p. (En collaboration avec M. le Dr E. Hermel.)
7. Recherches bibliographiques sur la diathèse purulente. Paris, J.-B. Baillière et fils, 1863, in-8°, 15 p.
8. Recherches bibliographiques sur les paralysies consécutives aux maladies aiguës. Cavaillon, L. Grivot-Proyet, mai 1864, in-8°, 16 p.
9. Les venins d'abeilles, de guêpes, de vipères ne seraient-ils point quelquefois indiqués dans le phlegmon? Paris, A. Parent, 1864, in-8°, 4 p.
10. Le plomb et ses composés ne seraient-ils point indiqués dans la maladie de Bright? Paris, A. Parent, 1864, in-8°, 8 p.
11. L'ergot de seigle (secale cornutum) ne serait-il point quelquefois indiqué dans le diabète sucré? Paris, A. Parent, 1866, in-8°, 16 p.
12. La chélidoine (chelidonium majus) ne serait-elle point quelquefois indiquée dans la purpura hæmorrhagica, dans la forme grave de l'ictère essentiel et dans la fièvre jaune? Paris, A. Parent, janvier 1870, in-8°, 8 p.

13. De la purpura hæmorrhagica. Le mercure (mercurius), le sulfate de quinine (chininum sulfuricum), le tabac (tabacum), l'if (taxus baccata), à doses infinitésimales, ne seraient-ils point quelquefois indiqués dans le traitement de la purpura hæmorrhagica? Notice bibliographique de cette maladie. Paris, A. Parent, mars 1870, in-8°, 23 p.

14. Les petites misères de quelques médecins catholiques. Paris, A. Parent, 1870, in-8°, 32 p.

15. Malice, rudesse, dureté de quelques hommes de l'art envers leurs malades. Tarascon, Antoine Aubanel, 1873, in-8°, 32 p.

16. Bibliographie de la myélite. Tarascon, Antoine Aubanel, 1876, in-8°, 40 p.

17. L'arnica montana dans le vertige de Ménière. Paris, A. Parent, ma 1877, in-8°, 16 p.

18. Divers articles publiés dans :

la *Gazette médicale de Paris* (1846),

l'*Union médicale* (1847-1848),

le *Journal des connaissances médico-chirurgicales* (1848-1849),

la *Revue thérapeutique du Midi* (1855),

l'*Art médical*, journal de médecine générale et de médecine pratique, fondé par Jean-Paul Tessier (1856-1877), Paris.

la *Revue internationale de la doctrine homœopathique*, publiée par une réunion de médecins, sous la direction du Dʳ Hippolyte Jorez (1857-1862), Bruxelles.

Paris. — Typ. A. PARENT, rue Monsieur-le-Prince, 29-31.

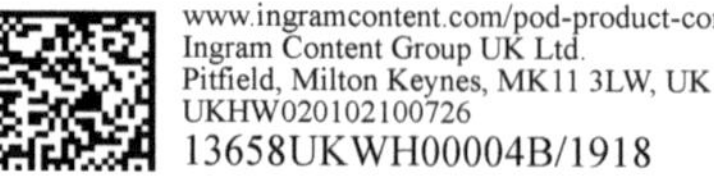
www.ingramcontent.com/pod-product-compliance
Ingram Content Group UK Ltd.
Pitfield, Milton Keynes, MK11 3LW, UK
UKHW020102100726
13658UKWH00004B/1918